LE
TANNOFORME

EN

MÉDECINE VÉTÉRINAIRE

RECUEIL DE NOTICES

PARUES DANS DIVERSES PUBLICATIONS VÉTÉRINAIRES

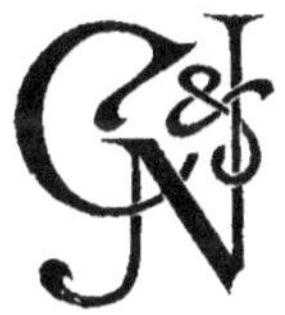

PARIS

Georges CARRÉ et C. NAUD, Éditeurs

3, RUE RACINE, 3

1900

LE TANNOFORME

Par M. HESSE

Notice extraite du *Thierärztlicher Centralanzeiger*, 1899, n° 10.

Le tannoforme, produit de condensation de la formaldéhyde sur l'acide tannique, est une poudre blanc rougeâtre, de faible densité, absolument insipide et inodore, se décomposant à 230°. Depuis ces derniers temps ce produit attire de plus en plus sur lui l'attention du monde vétérinaire ; c'est pourquoi il semblait tout indiqué de faire à son sujet quelques communications. Insoluble dans l'eau, il se dissout par contre dans l'alcool, et, en proportion de 10 pour 100 et même au-dessus, dans un mélange à parties égales d'éther et d'alcool. Il est aussi soluble dans l'ammoniaque étendue, et dans la lessive de potasse ou de soude également étendue. Pour ce qui est de son emploi dans la médecine vétérinaire, disons que, ces temps derniers, il a été adopté par MM. les Prof. Fröhner de Berlin, Eugène Bass de Grätz et Wulf, médecin vétérinaire régional, de Bitburg.

Fröhner a employé ce produit dans la clinique chirurgicale, pendant 6 mois, dans tous les cas possibles de lésions, de plaies de toutes natures, soit récentes, soit anciennes, et en particulier, aussi, dans des plaies opératoires, avec perte considérable de substance, qu'on ne pouvait fermer ni par une suture ni par un bandage. L'action du produit sur des plaies relativement récentes

est réellement frappante. Si ces dernières sont saupoudrées de tannoforme, à temps et avec soin, on voit bientôt apparaître, à leur superficie, les premières formations
de croûtes. On ne remarque, dans la suite, aucune suppuration, si faible qu'elle soit; la cicatrisation s'accomplit
rapidement. Parfois la guérison ne demande que la
moitié du temps que réclame, pour de telles plaies,
le traitement si coûteux à l'iodoforme. Parmi les autres
avantages du tannoforme sur l'iodoforme, on doit
signaler son manque absolu d'odeur et son innocuité
parfaite. En outre il a sur tous les autres produits qui
servent aux mêmes usages, ce dernier avantage d'*être le
moins cher*. D'après Fröhner, le tannoforme est, de la
plus grande efficacité dans la cicatrisation des plaies.
Cet auteur conclut en disant, à la fin de sa brochure,
qu'il ne connaît pas aujourd'hui, pour arriver à ce dernier
résultat, de médicament plus efficace et meilleur marché
que le tannoforme.

Les conclusions de Fröhner ont été confirmées point
pour point par Wulf. Dans les plaies superficielles, il a
constamment observé une cicatrisation parfaite.

Bass a constaté chez des chevaux et des chiens la su-
périorité du tannoforme dans le traitement des plaies
suppurantes. En même temps que l'arrêt très rapide de
la suppuration, on vit se manifester l'action fortement
désodorisante du produit. Même dans les plaies les plus
fétides, toute odeur avait disparu au bout de peu de temps,
par l'emploi du tannoforme. Chez un cheval, des éruptions eczémateuses au poitrail, chez un autre, des éruptions de grappe aux pieds de derrière, se trouvèrent
rapidement guéries par l'emploi de savon et d'onguent
au tannoforme.

Le tannoforme, comme on le sait, se décompose dans le
canal intestinal, dont les sucs ont une réaction alcaline, en
ses deux éléments : l'acide tannique, qui est un astringent, et la formaldéhyde, qui est un antiseptique ; par
suite, son emploi comme antiseptique intestinal semble
donc indiqué, et on l'emploie en effet dans ce but en
médecine depuis quelques années avec beaucoup de

succès. Il s'imposait par suite aussi d'expérimenter les vertus astringentes du produit dans la médecine vétérinaire. — Bass l'a ordonné dans le traitement de la diarrhée, chez le jeune bétail, et a réussi à arrêter chez des veaux des diarrhées incoercibles, par l'emploi de 2 à 3 doses de tannoforme par jour (1 à 3 grammes par dose). Même résultat chez des poulains. Chez des bœufs adultes, il obtint de bons résultats avec 15 à 20 grammes du produit. Il dut administrer d'aussi fortes doses à des chevaux ; cependant, chez des chiens, qui, à la suite de la maladie, étaient atteints de diarrhée, des doses de 3 grammes suffirent pour écarter le mal. Wulf obtint d'aussi bons résultats, et dans des cas semblables, chez le jeune bétail : ainsi il ordonna pendant la période des déjections aqueuses, pour des veaux de 8 à 14 jours, deux cuillerées à thé pleines de tannoforme par jour ; pour un poulain âgé de 9 mois, trois cuillerées à bouche par jour. La guérison eut lieu, dans tous ces cas, au bout d'un temps très court.

D'après Bass, le médicament ne se montra pas seulement efficace contre la diarrhée, mais il obtint aussi de bons résultats, dans un cas d'hématurie, chez une vache : l'ayant administré une seule fois en dose de 25 grammes il obtint la guérison.

Wulf, chez un chien atteint de gale de l'oreille, après 6 jours d'un traitement qui consistait à insuffler une fois par jour du tannoforme dans l'oreille, obtint un succès complet.

Le prix du tannoforme est si modique, en comparaison de tous les autres produits similaires, employés dans le même but, que l'on peut en recommander l'emploi sans marchander.

BIBLIOGRAPHIE

Pr Frönner. de Berlin. — Le tannoforme et l'iodoforme. *Revue mensuelle de méd. vétérinaire pratique*, tome IX.

Eugène Bass, de Grätz. — Le tannoforme. *Zeitschrift für thiermedizin*, tome II, fasc. 4, 282.

Wulf, de Bitburg. — Le tannoforme *Berliner thierärztliche Wochenschrift*, 1898, n° 22.

Le Tannoforme.

Par **M. LIEBENER**, vétérinaire d'arrondissement à **Délitzsch**.

Notice extraite du *Thierärztlicher Centralanzeiger*, 1899, n° 13.

J'ai eu l'occasion d'expérimenter depuis longtemps dans un grand nombre d'affections externes et internes, le tannoforme, lancé par la maison E. Merck, de Darmstadt. J'ai pu me rendre parfaitement compte des raisons capitales qui le font regarder comme un des plus précieux médicaments de la médecine vétérinaire.

Avant tout j'ai employé le tannoforme comme astringent ; j'en ai ordonné à des poulains et à des veaux 3 grammes, deux fois par jour, et j'ai ainsi, le plus souvent en peu de jours, obtenu une amélioration sensible sur l'état des sujets atteints de diarrhée, et dans beaucoup de cas, après 8 jours au plus, leur complète guérison.

Chez des chevaux et des bœufs, j'en ai ordonné 20 grammes, 2 fois par jour, dans des cas de diarrhées aiguës et chroniques et j'ai observé à maintes reprises, que déjà, au bout d'un temps très court, les excréments rejetés avaient une consistance plus ferme, et perdaient leur aspect filant. — Je craignais que, par suite d'un emploi prolongé du médicament, des troubles gastriques ne se manifestassent, mais bientôt je fus convaincu du contraire. — Ainsi 2 chevaux, qui depuis longtemps étaient atteints de tranchées chroniques, et étaient tombés dans un état d'inappétence inquiétant, à la suite de ces tranchées, en supportèrent parfaitement 20 grammes, pendant des semaines, et le prirent, simplement mélangé à leur ration. — Lorsqu'une amélioration notable fut survenue, on suspendit pendant 8 jours l'emploi du médicament, et ensuite on le reprit, pendant un temps égal. — Dans divers cas, le tannoforme ne fut pas mélangé à la ration d'avoine ou de paille ; je l'ai ordonné alors, combiné à la farine de lin et à du sirop, en guise d'électuaire, et je le faisais lécher aux animaux ; ou bien je l'ordonnai en breuvage, dans une infusion de camomille.

Chez des chiens, atteints de diarrhées, j'en ai ordonné jusqu'à 3 grammes par jour, dans de la graine de lin, et j'ai obtenu un bon résultat.

Mais avant tout, c'est principalement dans l'usage externe que ce médicament a fait ses preuves. Les plaies superficielles, souvent très étendues, qui avaient été saupoudrées avec le produit seul, ou un mélange de tannoforme et de talc de Venise à parties égales, ou d'une partie de tannoforme pour deux de talc, guérirent et se cicatrisèrent promptement. De même, dans ces cas de maladie épidémique du sabot et de la corne, qui nécessitent aujourd'hui si fréquemment l'amputation du sabot, j'ai employé uniquement le tannoforme dans les pansements, et j'ai pu, en le substituant radicalement à l'iodoforme, réaliser ainsi de notables économies.

J'ai ordonné l'emploi du savon et de l'onguent au tannoforme, chez des chiens et des chevaux, dans divers cas d'éruptions eczémateuses, et j'ai, ici également, obtenu une cicatrisation et une guérison très rapide.

Je me crois donc par suite autorisé à recommander la médication au tannoforme.

Le Tannoforme en médecine vétérinaire.

Par M. le Dr SCHAEFER, de Friedenau. vétérinaire d'arrondissement, en retraite.

Notice extraite du *Thierärztlicher Centralanzeiger*, 1899, n° 14.

La maison E. Merck, de Darmstadt, qui prépare le tannoforme, m'en a offert une assez grande quantité afin que je puisse en examiner la valeur comme médicament vétérinaire ; je l'ai employé dans un grand nombre de cas. Comme je n'ai guère, dans ma clinique, que des chiens à soigner, et que j'ai rarement l'occasion d'avoir en traitement des chevaux et des bœufs, il en résulte donc que je n'ai pu vérifier l'efficacité du produit que sur les chiens seuls.

A l'usage interne, j'ai eu l'occasion de l'employer dans le catarrhe intestinal, en particulier dans des cas de diarrhée profuse, occasionnée par la « maladie », et la plupart du temps 1 à 2 grammes par jour ont suffi pour amener la guérison. Cette action efficace semblait résulter de ce fait que, par suite de la réaction alcaline des sucs intestinaux, le tannoforme se décomposait en ses éléments, acide tannique et formaldéhyde, et que, par suite, il en résultait une contraction de la muqueuse intestinale, et la désinfection des produits du canal.

A l'usage externe, j'ai employé le tannoforme comme antiseptique, et, avec lui, j'ai obtenu très promptement la cicatrisation des plaies ; si la suppuration se manifestait encore, elle était beaucoup moins forte. Mais là où j'ai trouvé le médicament très précieux, c'est dans le traitement de l'impétigo, chez le cheval. Après avoir tamponné les plaies avec du tannoforme en poudre, et fixé un bandage sec à la gaze et à la ouate, je vis diminuer la suppuration, et les plaies guérirent rapidement.

Un des principaux avantages du produit, dans le traitement des chiens, est son manque absolu d'odeur, qualité qui le distingue de l'iodoforme et le fera toujours préférer à ce dernier. L'odeur de l'iodoforme est extrêmement désagréable pour beaucoup de personnes, elle infecte les locaux où séjournent les chiens traités par ce produit. Dans les logis étroits, elle devient particulièrement désagréable, et l'on doit par suite renoncer à son emploi. Le tannoforme au contraire s'offre à tous pour remplacer avec avantage ce produit.

Le Tannoforme en médecine vétérinaire.

RECHERCHES ET OBSERVATIONS CLINIQUES

Par M. RABUS, de Landau (Palatinat), vétérinaire.

———

Notice extraite de la *Berliner thierärztliche Wochenschrift*, 1599, n° 33.

———

Un médicament, qui a conquis en peu de temps, aussi bien dans la médecine ordinaire que dans la médecine vétérinaire, une place importante, à côté des nombreux astringents connus jusqu'ici, est le tannoforme, préparé par la maison E. Merck, de Darmstadt.

E. Merck entend par le mot tannoforme le produit de condensation des différentes substances à base tannique (tan, quebracho, bois de l'aspidosperma et rathania) avec la formaldéhyde (1). Cependant le produit de condensation de l'acide gallo-tannique avec la formaldéhyde — que Merck appelle, par abréviation, tannoforme, — n'est pas sans intérêt au point de vue pharmacologique et thérapeutique. Sa formule chimique est :

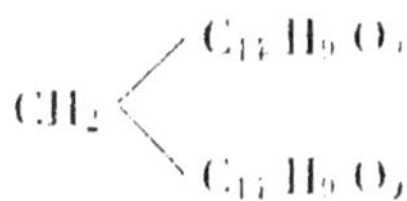

$$CH_2 \left\langle \begin{array}{l} C_{14}H_9O_9 \\ C_{14}H_9O_9 \end{array} \right.$$

Le tannoforme est une poudre blanc rougeâtre, d'aspect spongieux, extrêmement légère, complètement inodore, d'une saveur légèrement astringente, et insoluble dans l'eau. Il se dissout dans l'alcool, en donnant une solution brun clair, qui, par l'addition d'une goutte de

———

(1) Cf. *Klin. therapeut. Wochenschift*, n° 16, 1897 : L'article du Dr Grosse.

perchlorure de fer, forme un précipité bleu foncé de tan-
nate de fer, se redissolvant complètement par l'addition
d'acide chlorhydrique concentré.

Disons tout d'abord que le tannoforme appartient à
cette catégorie de médicaments qui jouissent d'une
double action, à savoir :

1° Celle d'un astringent parfait, par suite de sa teneur en acide gallo-tannique, et

2° Celle d'un désinfectant énergique, par suite de sa
teneur en formaldéhyde, — propriété que nous trou-
vons bien rarement dans tous nos médicaments officielle-
ment acceptés.

Jusqu'à présent je n'ai employé le tannoforme, que la
maison Merck avait mis gracieusement à ma disposition,
que dans la thérapeutique externe, et je me permets ici
de présenter succinctement les expériences et les essais
que j'ai faits avec ce produit.

Si l'on applique le tannoforme sur des plaies fétides,
ou sur des éruptions eczémateuses, qui suppurent beaucoup, on observe, dans un temps très court, un arrêt
complet des sécrétions, et, vraiment, l'action du produit
est si énergique que bientôt l'on voit apparaître, sans
compter la désodorisation complète des plaies, les premières formations de croûtes, brun noirâtre, dures et
fermes, et, après leur chute, on se trouve en présence
d'une plaie à peu près guérie.

Dans le traitement des plaies récentes, il offre également de précieux avantages : diminution des sécrétions,
— disparition presque complète de la suppuration, et
processus de guérison extrêmement rapide.

Je l'ai employé de préférence pour soigner les chiens,
quand les circonstances l'exigeaient, à cause de son manque absolu d'odeur.

Je l'ai appliqué, à l'usage externe, sous les formes sui-
vantes :

1. Tannoforme pur, dans l'eczéma suppurant et fétide,
ou dans les abcès anciens et négligés présentant une forte
suppuration ;

2. Tannoforme et alun, dans les formations de croûtes

et de cicatrices, qui avaient été précédées d'une perte de substance abondante ;

3. Onguent au tannoforme (tannoforme 5 pour 100), onguent à la paraffine et à la lanoline (25,0 de tannoforme), dans les plaies de peu d'importance qui étaient déjà en bonne voie de guérison ;

4. Collodion au tannoforme (5 à 10 pour 100), pour le badigeonnage des plaies fraîchement suturées ;

5. Composition renfermant: tannoforme 5,0, acide borique, amyl.-tritic. *aa* 10,0, pour tamponner ces plaies, et

6. Sous forme de bâtonnets pour introduire dans les fistules, — ici le tannoforme a donné de brillants résultats.

Maintenant, qu'il me soit encore permis d'énumérer quelques-uns des résultats que j'ai obtenus, chez des sujets traités avec le tannoforme.

I. Au commencement de juin, un chien me fut amené avec une éruption eczémateuse du dos, large comme la main, avec beaucoup de suppuration, et extrêmement fétide. Diagnose : eczème madidant. Thérapie : après un premier pansement énergique avec une solution à 2 pour 100 de bacillol, on saupoudre la plaie, deux fois par jour, pendant 4 à 5 jours, avec du tannoforme pur. De jour en jour, la suppuration diminua à vue d'œil, et, au sixième jour, après la chute de l'escarre, on put considérer l'animal comme guéri et hors de danger.

II. Au milieu de juin, je fus appelé à soigner un cheval, chez lequel, à la suite de nécrose des os du vertex (occasionnée par une coupure), s'était manifestée une abondante suppuration. Après avoir retranché les fragments d'os nécrosés, et opéré la désinfection radicale de la plaie, on appliqua le tannoforme. Guérison et cicatrisation, au bout du quatrième jour.

III. Au commencement d'août, on m'apporta un chien qui présentait, au bas-ventre, une plaie déchiquetée, longue d'environ 10 centimètres. La blessure remontait à 6 heures, et les premiers symptômes de gangrène se manifestaient déjà. Après avoir avivé les lèvres de la plaie, et opéré une désinfection radicale au sublimé, on ferma la plaie par sept points de suture, et on la saupoudra de tannoforme (voy. n° 5). Lors de la dernière visite, la sécrétion était stationnaire, et je n'eus à remarquer aucun indice de suppuration.

IV. A la fin de juin, je pris en traitement un cheval, qui avait, à l'articulation d'une des jambes de derrière, une plaie assez profonde, donnant beaucoup de pus. L'animal avait déjà été traité auparavant par le dérivé de l'aniline appelé « pyoctanin cœruleum », mais sans aucun résultat. Après la chute de l'escarre produit par ce médicament, la plaie fut traitée par le tannoforme, et l'on appliqua par-dessus une compresse, laquelle fut renouvelée tous les deux jours. Guérison et cicatrisation complète, au bout de douze jours.

V. Dans les affections du sabot (abcès, perte du sabot, etc...), ainsi que dans les autres maladies épidémiques de la gueule et du sabot, on a obtenu, dans la plupart des cas, avec le tannoforme mélangé à l'acide borique ou à la fleur de farine, de très brillants résultats. La suppuration s'arrêtait, et les animaux se trouvaient bien vite remis sur pied.

J'aurais encore bien d'autres cas à décrire, mais le peu d'espace dont je dispose dans cette brochure m'en empêche.

Dans la médecine interne, le tannoforme a été ordonné avec succès depuis quelque temps déjà par beaucoup d'autorités médicales. C'est un astringent du tube intestinal, dont les caractères principaux sont : son efficacité remarquable, son prix modique et son innocuité, même à hautes doses, et c'est, d'après la théorie de Goldmann (1), uniquement parce que son action se développe dans le tube intestinal, que les sécrétions anormales se trouvent arrêtées, ainsi que tous les symptômes d'inflammation, et que la désinfection complète des plaies se produit.

En médecine vétérinaire, M. Fröhner, de Berlin, et

---

(1) *Wiener med. Presse*, ... n° ... p. ... — A. Goldmann : la valeur thérapeutique du tannoforme.

divers de ses collègues, ont expérimenté le produit avec un succès complet.

De toutes les expériences que j'ai faites, il résulte que le tannoforme de E. Merck doit être considéré, en dehors de son prix modique, de son manque absolu d'odeur, de son innocuité parfaite, comme un astringent particulièrement précieux, et bien préférable à tous les autres. Aussi j'espère qu'il aura conquis d'ici peu définitivement l'estime de tous mes collègues.

Le Tannoforme dans l'usage externe, en médecine vétérinaire.

Par M. KARL ZAPEL, de Darmstadt, vétérinaire-major en retraite.

Notice extraite de la *Berliner thierärztlicher Wochenschrift,* 1899, n° 39.

Le tannoforme, préparé par la maison E. Merck, de Darmstadt, est le produit de condensation de l'acide tannique avec la formaldéhyde. Il correspond à la formule

$$CH_2 \begin{cases} C_{14}H_9O_9 \\ C_{14}H_9O_9 \end{cases}$$

et, au point de vue chimique, on doit le regarder comme un ditannate de méthylène. Il a l'aspect d'une poudre légère, à peu près insipide, absolument inodore, et se décomposant à 230° c. ; il est insoluble dans l'eau, mais soluble dans l'alcool, et, en proportion de 10 pour 100 et plus, dans un mélange à parties égales d'alcool et d'éther. Dans l'ammoniaque étendue, dans les lessives faibles de potasse et de soude, il se dissout également en donnant à la liqueur une coloration jaune ou plutôt rouge brun, et il peut être de nouveau précipité de ces solutions par les acides. Au point de vue de ses propriétés physico-chimiques, il résulte de ce fait que chacun de ses deux éléments se trouve dissocié dans l'organisme et développe séparément son action, l'un comme astringent, l'autre comme désinfectant, il résulte, dis-je, que cette nouvelle préparation se trouve appelée à jouer un grand rôle en thérapeutique. Les espérances qu'on avait fondées sur cette médication se sont réalisées en tous points, et le tannoforme a acquis autant d'importance dans la thérapeutique médicale que dans la médecine vétérinaire, et il se montre tout aussi propre à la médication interne qu'à la médication externe, dans la multiplicité de ses applications.

J'ai employé le tannoforme en poudre dans les pansements, depuis deux ans environ, et, par son emploi, j'ai obtenu des résultats très satisfaisants.

Le produit a sur l'iodoforme, que j'avais employé jusqu'ici, ce précieux avantage, avantage que M. le Prof. Fröhner a déjà signalé, et sur lequel on ne saurait trop insister, d'être absolument inodore, tout en ayant la même efficacité. Comme ce dernier, il exerce sur les plaies une action desséchante, enraie la suppuration, et favorise la formation des croûtes. Dans les plaies fraîches, dans lesquelles les tissus ne sont pas encore nécrosés, on peut se contenter de l'emploi du tannoforme seul ; dans les plaies anciennes, qui suppurent abondamment ou renferment des tissus nécrosés, il est bon de faire tout d'abord un lavage avec un liquide antiseptique avant d'appliquer le tannoforme.

Le produit peut être employé seul ou avec mi-partie de talc, ou de charbon de bois en poudre.

J'ai trouvé particulièrement efficace ce dernier mélange, qui a encore l'avantage, étant de la même couleur sombre que le poil, de masquer les plaies laissées à nu, avantage qui ne sera souvent pas à dédaigner, par exemple, pour les chevaux.

J'ai encore expérimenté avec un succès éclatant le tannoforme, dans l'impétigo du cheval, sans avoir eu besoin de renforcer ici son action par celle d'un autre médicament. Mais il est nécessaire, dans ce cas, que le produit soit bien en contact avec les parties malades, ce qu'on ne peut guère réaliser par une simple aspersion.

Il est urgent ici d'étendre le produit sur les parties malades, à l'aide d'un tampon de ouate ou mieux avec le doigt, et l'on doit frotter jusqu'à ce que l'on ne ressente plus, au toucher, aucune moiteur. La guérison est ensuite très rapide.

Enfin qu'on me permette de faire remarquer que le tannoforme est le meilleur marché de tous les produits analogues, circonstance qui a une importance toute particulière dans la médecine vétérinaire, où l'on se trouve souvent obligé d'opérer avec de grandes quantités d'un produit.

L'emploi du Tannoforme comme styptique.

Par le Dr SEPP, de Kempten, vétérinaire.

Notice extraite de la *Berliner Thierärztlicher Wochenschrift,* n° 48, 1899.

Mes collègues ne se sont occupés jusqu'ici que des usages externes du tannoforme, aussi je me propose d'indiquer ici brièvement les propriétés remarquables dont il jouit, dans la thérapeutique interne, comme styptique, en particulier dans la thérapie de l'espèce bovine.

Avec le tannoforme que la maison E. Merck, de Darmstadt, m'avait offert à titre gracieux pour en faire des essais, j'ai réussi, dans des cas particulièrement remarquables de dysenterie accompagnée de déjections sanglantes, à arrêter complètement cette dernière, souvent une demi-journée après l'administration du médicament. J'atteins le même succès dans des cas de diarrhées souvent profuses qui se manifestaient dans le cours du traitement de la fièvre de lait par l'iodure de potassium, diarrhées qui ne font qu'affaiblir encore davantage les animaux déjà si fortement éprouvés par la fièvre. Et justement le tannoforme se trouve tout indiqué dans tous les cas chroniques ou aigus de catarrhe intestinal. Ce médicament semble avoir également une grande efficacité pour le traitement de la dysenterie blanche du veau, mais dans ces derniers cas je n'ai malheureusement pu l'expérimenter sérieusement.

Dans les cas très bénins, j'en ai ordonné 25 grammes, dans les cas plus graves de 50 à 75 grammes en décoction. Dans aucun des cas que j'ai eus à soigner, le médicament n'a trompé mon attente, et je n'ai pas eu non plus à observer d'accidents fâcheux.

Malgré son action rapide et sûre, c'est encore à cause de son prix très modique que le tannoforme doit être placé en première ligne, parmi les médicaments que l'on peut employer comme styptique dans la thérapie de l'espèce porcine, c'est ce prix modique qui doit lui assurer la préférence sur tous les autres produits.

Qu'il me soit permis, comme conclusion, d'attirer l'attention de mes collègues qui mélangent ce médicament avec de l'eau chaude, sur ce fait que la mixture doit être uniquement préparée à l'eau froide, attendu que le tannoforme, au contact de l'eau chaude, se prend en grumeaux et forme une masse gélatineuse.

Le Tannoforme en médecine vétérinaire.

Par M. Émile LEMBERGER, médecin-vétérinaire
à Nicolsburg.

Notice extraite du *Thierärzliches Centralblatt.*
n° du 20 décembre 1899.

La maison E. Merck, de Darmstadt, a rendu un service incontestable à la Pharmaco-Thérapie, en lançant dans le commerce son Tannoforme, produit de condensation de la formaldéhyde sur l'acide tannique, obtenu sous forme de poudre rouge pâle, de faible densité, presque sans saveur et absolument sans odeur, insoluble dans l'eau, mais soluble dans l'alcool, dans l'ammoniaque étendue et dans les lessives faibles de potasse et de soude ; ce produit agit efficacement à l'intérieur comme antidiarrhéique et extérieurement comme antiseptique et cicatrisant.

Je l'ai employé jusqu'à présent, surtout comme médicament interne, et il m'a rendu des services si remarquables, dans deux cas absolument désespérés, que je crois utile, dans l'intérêt de la médecine vétérinaire, d'exposer ici le cours de la maladie et le mode de traitement que j'ai suivi.

En septembre de cette année, j'eus à soigner une génisse de 18 mois qui venait d'être achetée et qui depuis deux jours déjà avant ma visite manifestait des coliques diarrhéiques avec selles filantes. A l'examen l'animal accusa un catarrhe stomaco-intestinal aigu, avec selles filantes, s'étalant en large cercle, d'odeur fétide ; en même temps état de faiblesse assez prononcé. Après avoir employé pendant 2 jours sans action aucune, les antidiarrhéiques ordinaires, j'eus recours, l'état de faiblesse de l'animal augmentant, au Tannoforme, dont on m'avait envoyé un échantillon, pour en faire l'épreuve. Au 3e jour du traitement, j'en ordonnai le matin, à midi et le soir, environ 10 grammes dans un litre d'infusion de camomille, et je continuai le même traitement le jour suivant, quoique les selles fussent devenues moins filantes et eussent perdu beaucoup de leur odeur fétide. Au 5ᵉ jour, l'animal avait repris ses forces ; l'appétit augmentait graduellement, les selles devenaient plus rares, et prenaient une consistance plus ferme ; néanmoins, ce jour-là et le jour suivant, j'administrais encore, matin et soir, 10 grammes de tannoforme dans une infusion de camomille. Au 7ᵉ jour du traitement, le 5ᵉ de l'emploi du tannoforme, les organes dérangés avaient repris leurs fonctions normales.

Quelques jours après, je fus appelé dans la soirée, auprès d'une vache de 4 ans, qui, arrivée récemment à l'étable, venait sans cause apparente d'être atteinte, quelques heures auparavant, de coliques légères, et dont les selles abondantes et filantes étaient colorées par le sang. Dès mon entrée dans l'étable, je constatais que les fesses et la queue de l'animal étaient souillées de déjections sanglantes, et que la paille de la litière était couverte de sang coagulé. En une demi-heure, l'animal évacua 3 fois, et les selles bien que s'étalant toujours en large cercle, commençaient à être moins chargées de sang. J'eus immédiatement recours au traitement par le Tannoforme que j'accompagnai, toutes les heures, de lavements à l'amidon dissous dans l'eau tiède. J'ordonnai 15 grammes de tannoforme, dans un litre de décoction de graine de lin, et je renouvelai encore le jour suivant, trois fois, le matin, à midi et le soir. Au 3ᵉ jour, les selles étaient déjà plus consistantes, quoique encore toujours colorées par le sang ; aussi j'ordonnai encore matin et soir 15 grammes de tannoforme dans une infusion de thé en dehors des lavements à l'amidon.

Lorsque, à la fin du 4ᵉ jour de traitement, je revis de nouveau l'animal, je constatai que la coloration rougeâtre des selles avait disparu, et que celles-ci étaient devenues normales et régulières.

Ni dans le premier cas, ni dans le second, où, en l'espace de 48 heures, j'administrai 90 grammes de Tannoforme, je n'eus à observer le moindre trouble gastrique, et l'on doit attribuer ce fait à ce que le tannoforme, par suite de son insolubilité dans les sucs gastriques, traverse l'estomac, sans y subir aucune transformation : c'est seulement dans l'intestin qu'il se décompose en ses deux éléments actifs ; l'acide tannique, qui par suite de ses propriétés astringentes enraie les sécrétions intestinales, et la formaldéhyde, qui, agissant comme antiseptique, désinfecte le canal : c'est ce qu'a prouvé d'ailleurs, dans les deux cas susmentionnés, la disparition rapide de l'odeur fétide des déjections.

Pour ce qui est de l'usage externe, je n'ai pu encore expérimenter suffisamment le produit pour pouvoir parler de quelques expériences.

M. le Dr Fröhner, professeur à Berlin, qui l'a employé depuis longtemps, dans la clinique chirurgicale, pour le traitement de plaies de toute nature, soit récentes, soit anciennes, en particulier de plaies accompagnées de pertes considérables de substance conclut, en disant qu'employé à temps, le tannoforme est le meilleur et le moins coûteux des médicaments capables d'amener une cicatrisation rapide.

Messieurs **Ferdinand ROQUES** et **Cie**, 36, rue Sainte-Croix-de-la-Bretonnerie, **Paris**, concessionnaires, pour la **France**, de la **Fabrication** et de la **Vente** du

TANNOFORME

adresseront **Échantillons** et **Prospectus** franco à MM. les praticiens qui voudront bien leur en faire la demande.

CHARTRES. — IMPRIMERIE DURAND, RUE FULBERT.

www.ingramcontent.com/pod-product-compliance
Lightning Source LLC
LaVergne TN
LVHW021907180726
843502LV00008B/2932